TRAITEMENT

DE LA

PHTHISIE PULMONAIRE

PAR

L'HUILE ESSENTIELLE DE TÉRÉBENTHINE

PAR

Le Dr Ernest **BRÉMOND** Fils,

Chevalier de la Légion d'Honneur, médecin du Lycée Condorcet
Membre de la Société de Thérapeutique, etc.

Et le Dr **GOUËL**

Médecin de l'hôpital de Villepinte
Membre de la Société Médico-Pratique.

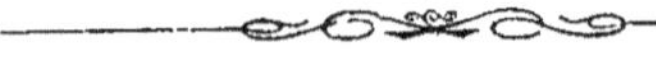

PARIS

G. MASSON, ÉDITEUR

LIBRAIRE DE L'ACADÉMIE DE MÉDECINE

120, boulevard Saint-Germain

1886

TRAITEMENT

DE LA

PHTHISIE PULMONAIRE

PAR

L'HUILE ESSENTIELLE DE TÉRÉBENTHINE

PAR

Le Dr Ernest BRÉMOND Fils

Chevalier de la Légion d'Honneur, médecin du Lycée Condorcet
Membre de la Société de Thérapeutique, etc.

Et le Dr GOUËL

Médecin de l'hôpital de Villepinte
Membre de la Société Médico-Pratique.

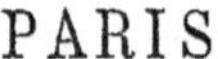

PARIS

G. MASSON, ÉDITEUR

LIBRAIRE DE L'ACADÉMIE DE MÉDECINE

120, boulevard Saint-Germain

1886

TRAITEMENT

PHTHISIE PULMONAIRE

L'HUILE ESSENTIELLE DE TÉRÉBENTHINE

———

La phthisie pulmonaire, par ses progrès envahissants, menace de destruction les forces vives de la nation ; aucune individualité n'est assurée de pouvoir échapper à son atteinte. M. Landouzy, dans la chaire de la Faculté de médecine, a donné des chiffres qui doivent être enregistrés : en 1884, Paris a perdu 14.216 de ses habitants d'affections tuberculeuses, parmi lesquels 10.702 décès sont dus à la phthisie pulmonaire. Voici un fléau dont il faudrait autrement prendre souci que du choléra ; si ce dernier est une cause de panique, l'autre devrait être un motif réel de terreur. Pour emprunter encore des chiffres à la leçon d'ouverture du Cours d'hygiène, si le choléra a détruit en cinquante ans à Paris 58.060 personnes, la phthisie pulmonaire a fait en cinq années, de 1880 à 1884, 66.206 victimes. Il faut moins se préoccuper de l'épidémie arrivant à grand tapage et permettant au moins de prendre les précautions que la raison commande, que du fléau qui, sans bruit, nous menace chaque jour aussi bien dans les lieux où nous conduisent nos devoirs, que là où l'on va chercher le plaisir.

Pour être frappé, il n'est pas nécessaire d'aller braver le mal comme le fait, non sans y périr parfois, le médecin ou l'interne sur le terrain de combat de la diphthérie ; la phthisie attend le voyageur exténué au seuil de l'hospitalité même en apparence la plus inoffensive. Ce n'est plus seulement cette terrible hérédité admise par la science depuis longtemps qu'il faut accepter exclusivement ; cette hérédité, qui n'exerçant le plus souvent son action destructive qu'après l'âge de la reproduction, multiplie ainsi à l'infini ses causes de propagation. Les récentes découvertes de la science ont établi comme un dogme l'inoculation par les milieux ambiants. Dans ses leçons sur la tuberculose parasitaire, M. le docteur Debove défendait à ses élèves atteints de bronchite, l'entrée de l'hôpital, parce que, dit-il, ils seraient dans des conditions voulues pour être contagionnés. Il n'est pas nécessaire de pénétrer dans une salle d'hôpital pour rencontrer l'ennemi ; la clinique nous montre que ni la pureté des antécédents héréditaires, ni la constitution robuste, ni même parfois l'intégrité apparente des muqueuses bronchiques ne sont une garantie suffisante contre l'envahissement du fléau. Nous sommes sans cesse entourés des germes du mal et l'infection ne dépend plus que d'une question de terrain favorable au développement de la maladie.

L'hygiène doit conquérir dans nos institutions la part d'autorité qu'eût dû lui accorder le simple bon sens ; il faut qu'elle ait le pouvoir d'édicter des lois ou des ordonnances inspirées par les connaissances actuelles. Des mesures préventives prises contre la phthisie pulmonaire seraient aussi utiles que les efforts tentés contre certaines épidémies plus ou moins asiatiques ; il faut prêcher la croisade contre la tuberculose. Bien que les efforts tentés jusqu'à présent n'aient pas toujours été couronnés de succès, nous ne pensons pas qu'il faille désarmer, et puisque les progrès de la science nous ont mieux éclairés sur la genèse de cette maladie et ses moyens de propagation, nous devons puiser à la même source les moyens de combat et de défense. Pour l'honneur de la profession, nous pensons que tout médecin doit employer ses forces à cette œuvre ; nul ne doit se soustraire à cette obligation ; telle est la pensée qui a inspiré nos essais.

et nous croyons utile d'en publier dès maintenant les résultats.

Instruits par des observations antérieures de la clinique de la ville, nous avions constaté qu'en faisant pénétrer l'huile essentielle de térébenthine à l'aide d'appareils spéciaux, à travers l'enveloppe cutanée dans l'organisme, nous produisions une véritable reconstitution chez des sujets profondément épuisés. Après avoir précisé par quel mécanisme nous obtenions ce résultat, nous avons pensé à appliquer le même traitement contre la phthisie pulmonaire, que cause quelquefois et accompagne toujours la misère physiologique.

Dans ce but, nous avons institué des expériences à l'hôpital de Villepinte, fondé spécialement pour soigner les phthisiques; plus tard, sur l'aimable invitation de M. le docteur Leven, à l'hôpital de Rothschild. Chez tous les malades, nous avons pratiqué, en observant les règles de la technique spéciale, l'examen des crachats et, sauf pour les jeunes filles qui font l'objet des observations III et V, qui n'ont pu nous fournir les productions pathologiques nécessaires, nous avons constaté la présence du bacille pulmonaire. Voici, avec les détails de l'auscultation, les observations des malades traités.

Les cinq premières observations concernent des malades de l'hôpital de Villepinte, qui ne reçoit que des femmes.

OBSERVATION I.

A. G., 29 ans, femme de chambre, entrée à l'hopital de Villepinte le 5 avril 1885.

Sa mère est morte phthisique à 29 ans et son père a succombé à la même maladie à 49 ans. Le début de l'affection remonte au mois de janvier 1885 ; les règles ont été suspendues à ce moment-là. Le 17 mai la malade est atteinte de pleurésie et l'on constate des craquements humides aux deux sommets, toux fréquente et crachats abondants. Amaigrissement continuel. On commence le traitement à l'huile essentielle de térébenthine le 4 août 1885. Le 9 septembre, après 32 séances, on trouve un souffle léger aux deux sommets, craquements à gauche seulement avec retentissement de la voix au tiers inférieur du même côté. Son poids est de 46 kil. Après la 50e séance, l'amélioration des deux sommets a continué, on n'entend presque plus le retentissement, de la voix ; elle pèse 46 kgr. 825 gr. Les règles, suspendues depuis le mois de janvier, ont reparu à la 5e séance, dès le 9 août. La toux et les crachats ont notablement diminué.

OBSERVATION II.

E. C., entrée à l'hôpital le 27 juin 1885, 31 ans, domestique, pas d'antécédents héréditaires. Santé antérieure bonne. Invasion brusque, par suite de refroidissement intense ; début août 1884, bronchite chronique consécutive ; 4 août 1885, râles sibilants dans toute la poitrine, matité à gauche, craquements humides au sommet gauche, poids 39 kgr. 500 gr.; 9 septembre, état analogue limité au côté gauche, craquements humides au sommet du poumon en avant, l'oppression a notablement diminué, l'appétit est surexcité, elle tousse très peu, n'a plus de quintes la nuit ; son époque, supprimée depuis 3 mois, reparaît ; poids 41 k. 750 gr.; augmentation en 34 bains de 1 kgr. 750 gr. Malheureusement, le 20 septembre, elle prend une bronchite accidentelle ; le 3 octobre, elle a perdu 750 gr. sur l'augmentation précédente, cependant son état local est resté stationnaire. Le 13 octobre, une amélioration notable s'était manifestée, les râles de la bronchite avaient diminué et elle avait récupéré le poids perdu pendant le cours de l'inflammation accidentelle ; l'état général était sensiblement meilleur.

OBSERVATION III.

E. V., entrée à l'hôpital le 5 août 1885, 23 ans, employée, pas d'antécédents héréditaires, formée à 20 ans. Interruption de la menstruation pendant un an, migraines fréquentes, névralgies, arthrite chronique du genou. 13 août 1885, laryngite tuberculeuse, diminution du murmure vésiculaire aux sommets, principalement à gauche, poids 41 kil. ; 3 octobre, après 50 séances, 43 kil. 950 grammes ; les époques ont reparu après la 15e séance.

$$- 7 -$$

OBSERVATION IV.

M. F., entrée à l'hôpital le 5 juillet 1885, 34 ans, employée.
Père et mère morts de phthisie. Maladies de son enfance :
rougeole, scarlatine, variole, abcès ganglionnaire en 1884 ; à
cette époque, pneumonie, dont elle ne s'est jamais, d'après
son récit, complètement remise; mars 1885, pleurésie; depuis
cette époque, toux incessante, suspension de la menstruation,
avril 1885 ; 13 août 1885, craquements secs à droite, poids
41 kg. 750 gr.; septembre 1885, frottements pleuraux, toux
forte, expectoration abondante, transpiration nulle, pas d'exa-
gération vespérine de la température, poids 42 kg. 150 gr.
Augmentation, 400 grammes; l'époque, disparue depuis mars
1885, a reparu le 29 septembre, après la 15e séance. La toux
et les crachats ont diminué notablement.

OBSERVATION V.

M. M., entrée le 15 août 1885, 15 ans 1/2, sans profession,
père et mère morts de la poitrine. Pas de maladie antérieure, début janvier 1885. Toux, affaiblissement sans
cause appréciable ; 19 août 1885, respiration rude, époques suspendues depuis le 5 janvier 1885; 1er septembre craquements secs aux sommets ; 9 septembre, râles sibilants
généralisés, quelques craquements, submatité au sommet
gauche. Poids 38 kil. 250 gr ; 3 octobre, après 18 séances, diminution des râles et des craquements. Poids 39 kil. 800 gr.
en augmentation de 1 kil. 800 gr. Les époques, suspendues
depuis janvier 1885, ont reparu à la 18e séance.

Les observations suivantes concernent des hommes et
sont prises à l'hôpital de Rothschild.

OBSERVATION VI.

S., entré à l'hôpital le 24 août 1885, ébéniste, 23 ans, père
mort de pneumonie à 37 ans, fatigues de débauche et de travail.
En janvier 1884, refroidissement, reçoit toute la nuit la pluie,
alors se manifeste une douleur poignante au côté; en décembre
1884, réformé pour bronchite tuberculeuse. Examen le 22 septembre 1885, le malade est très décharné, les fosses-sous-épi-
neuses sont profondes ; en avant, matité aux deux sommets
à gauche, râles, souffle sec, caverneux à l'expiration, sonorité

exagérée dans les parties inférieures, dyspnée, douleurs
sous-claviculaires, quintes fréquentes. Poids 60 kil. 500 gr.
1er octobre, l'appétit est excellent, le sommeil a reparu, les
quintes deviennent rares; les crachats, mesurés exactement,
ont diminué de moitié ; les douleurs sous-claviculaires ont
disparu ; auscultation au 8 octobre, après quinze séances 61
kilogrammes, augmentation 500 grammes ; la respiration est
moins soufflante, les crachats ont cette fois diminué des neuf
dixièmes.

Observation VII.

L., entré le 22 septembre 1885, 51 ans, employé,
père mort à 45 ans d'une affection pulmonaire, sœur
phthisique. Première hémoptysie en 1876; bronchite et hémoptysie en 1883 ; depuis cette époque a toujours toussé et
considérablement maigri. En février 1884, nouvelle hémoptysie ; état le 24 septembre 1885, 58 kil. 500 gr. Depuis le 10 mai
dernier, a perdu 7 kil. 500 gr. Oppression ; en arrière, matité
aux deux sommets ; souffle caverneux aux deux temps ; à
gauche, sibilance ; se plaint depuis son entrée à l'hôpital de
douleurs pectorales en avant et en arrière, qui le privent de
tout sommeil et restreignent la respiration ; contre ces douleurs on a vainement employé vésicatoires, cautérisations,
ventouse, teinture d'iode, absorption de chloral, injections
hypodermiques de morphine. Crachats abondants. Après la
première séance du traitement, son sommeil est parfait ; l'appétit se réveille ; à la troisième séance, les douleurs pectorales disparaissent ; après la douzième son poids s'est élevé
à 61 kil., en augmentation de 2 kilogrammes 500 grammes ;
après douze séances, les râles sibilants ont disparu.

Observation VIII.

V., entré le 20 septembre 1885, 37 ans, typographe, antécédents nuls ; début février 1885, le malade tousse et sent ses
forces diminuer ; amaigrissement, sueurs nocturnes ; troubles
de la sensibilité ; pleurésie, mai 1885 ; le 22 septembre 1885,
auscultation : sommet droit respiration bruyante, sommet
gauche souffle sec, caverneux à l'expiration en avant, matité

des deux sommets, pas d'exacerbation vespérine de la température, crachats abondants. Poids 49 kilog. 3 octobre, après sept séances, poids, 51 kil. Examen du 8 octobre, après douze séances, plus de souffle caverneux à gauche, râles crépitants dans un point limité, grande amélioration, les sueurs ont considérablement diminué, les crachats diminuent; poids 51 kilogrammes 500 grammes, en augmentation de 2 kilogr. 500 gr.

OBSERVATION IX.

R., entré le 20 septembre 1885, 25 ans, ajusteur, père phthisique, sœur également; en 1885, a pris un refroidissement; depuis ce moment, la toux ne s'est pas arrêtée. Douleurs au côté gauche, sueurs nocturnes, phthisie laryngée. Auscultation au 22 septembre 1885 : matité dans la fosse sous-épineuse droite, et à gauche, râles crépitants dans la moitié supérieure du poumon, sonorité dans les parties inférieures ; respiration soufflante, râles humides, douleur très vive à gauche, poids 60 kil.; le 8 octobre, après dix-huit séances, la douleur, très vive du côté gauche, a disparu; poids 61 kilogrammes 500 grammes, augmentation en dix-huit séances 1 kilogramme 500 grammes.

Le tableau suivant résume les résultats fournis par les pesées :

Numéros des observations.	Poids au début du traitement.	Durée du traitement.	Poids actuel.	Augmentation.	Observations
	Kil. Gram.	Jours.	Kil. Gram.	Kil. Gram.	
I	46	50	46 825	0 825	
II	39 500	50	41 750	1 750	Par suite de bronchite accidentelle, perte de 750 gr.
III	41	50	43 950	2 950	
IV	41 750	18	42 150	0 400	
V	38 250	18	39 800	1 800	
VI	60 500	15	61	0 500	Antérieurement amaigrissement considérable et rapide.
VII	58 100	12	61	2 500	Avoir perdu dans les deux mois précédant le traitement, kg. 500 gram.
VIII	49	12	51 500	2 500	
IX	60	18	61 500	1 500	

Nous voulons tout d'abord appeler l'attention sur les aug‑
mentations de poids chez des malades, pour lesquels on a
suspendu toute espèce de traitement et cependant rien
changé au régime alimentaire, ni aux conditions cosmi‑
ques antérieures. Tous ont accusé une augmentation, aussi
bien les hommes que les femmes, aussi bien ceux qui subis‑
saient l'épreuve dans un hôpital à Paris, mélangés avec des
malades de toutes sortes, que celles que nous avons traitées
dans les conditions favorables d'une saine campagne.. Pour
ces dernières, il importe de constater le phénomène concer‑
nant la menstruation, dont le rétablissement a été observé
chez toutes les femmes traitées. Les époques suspendues de‑
puis 6 mois chez l'une, se sont rétablies après la 5e séance ;
il en est de même pour une autre chez laquelle elles étaient
abolies depuis 3 mois ; enfin une troisième a vu réappa‑
raitre cette fonction, après une suspension de 7 mois, à la
quinzième séance, les deux autres après une interruption
d'une durée d'une année. Ce sont les symptômes relatifs à
cette importante fonction, ainsi que nous l'exposerons plus
loin, qui ont inspiré notre tentative.

Les accroissements de poids ont été plus considérables
à Paris qu'à Villepinte ; les chiffres accusent parfois une
différence de plus de deux kilogrammes ; en même temps les
phénomènes morbides, révélés par l'auscultation, subissent
un amendement notable ; les crachats, que M. le professeur
Peter a dénommés une spoliation de l'organisme, diminuent
dans la proportion des 9/10e, les mensurations ont été faites
avec une éprouvette graduée ; les douleurs pectorales, qui
avaient résisté, même chez l'hémoptoïque à tout le cortège
des révulsifs, disparaissent après trois séances, l'appétit
se réveille, les quintes et les insomnies sont conjurées.

Nous avons pu, à l'hôpital de Rothschild, constater une par‑
faite tolérance chez les malades traités, même chez les plus
gravement frappés. M. le docteur Leven a fait placer dans
l'appareil un malade atteint de pneumo-thorax et de carie
costale ; le premier jour on a dû le porter dans l'appareil
distant de vingt mètres environ de son lit, le troisième jour
il a pu s'y rendre sans aide, et, après treize jours de traite‑
ment, il avait augmenté de 1 kilogramme.

Dans notre clientèle privée, un malade, dont les crachats
pullulent de bacilles pulmonaires, nous fut confié par M. le
docteur Leven ; son traitement, commencé le 16 septembre, a

été interrompu le 25 par une légère hémoptysie ; il a repris ses séances le 5 octobre, après neuf jours d'interruption ; il pesait, au début du traitement, 58 kilogrammes ; le 5, jour de la reprise, il avait conservé, d'une augmentation que nous n'avons pu constater, 950 grammes ; le 17 octobre, après 17 séances, il pesait 59 kilogrammes 975 grammes, augmentation de 1 kilogramme 975 grammes ; enfin, après 24 séances 60 kil. 625 gr., soit 2 kil. 625 gr. d'augmentation totale, sans aucune menace d'hémoptysie.

Cette tolérance s'explique par la faible élévation de la chaleur nécessaire pour faire pénétrer l'huile essentielle de térébenthine dans l'organisme, à travers l'enveloppe cutanée ; nous ne dépassons jamais dans nos opérations la température de quarante-cinq degrés centigrades, auxquels nous arrivons progressivement ; de plus, la position de la tête du malade, restée hors de l'appareil, permet de lui faire respirer l'air extérieur, pur de toute émanation térébenthinée. Aussi peut-on bannir toute crainte de voir le traitement favoriser les exacerbations vespérines de la température propre ; des constatations thermométriques pratiquées à l'hôpital de Rothschild, par les internes, ont démontré qu'il n'y avait rien à redouter sur ce point essentiel.

Les malades soumis à notre expérimentation ne sont, suivant la coutume, entrés à l'hôpital que lorsqu'ils étaient arrivés à un degré avancé de la maladie ; aussi, malgré le soulagement que nous leur avons apporté, malgré la modification heureuse, que nous avons signalée, des phénomènes stéthoscopiques, nous n'osons affirmer que nous pourrons les conduire à la guérison. Il en sera tout autrement quand on pourra faire intervenir ce nouveau traitement au début de la maladie ; nous pensons que les grands progrès qu'ont apportés les investigations microscopiques dans l'examen des crachats, peuvent, dans un très grand nombre de cas, éclairer le diagnostic parfois douteux, et révéler l'invasion du mal, ce qui permettra une action opportune. En outre, bien persuadés de la puissance de l'huile essentielle de térébenthine au point de vue prophylactique, nous comptons poursuivre nos recherches sur ce sujet. Si les hôpitaux ordinaires ne peuvent nous offrir aucune ressource d'expérimentation, nous comptons faire porter nos investigations parmi les jeunes héréditaires que recueille l'hôpital de Villepinte. Il nous reste à montrer quels faits de notre clientèle de ville nous ont conduit s

à entreprendre ces travaux et comment nous avons pu déter-
miner quel est l'agent chimique qui est suscité par l'huile
essentielle de térébenthine, introduite dans l'organisme, à
travers l'enveloppe cutanée.

Une heureuse collaboration médicale nous a permis d'uti-
liser les renseignements fournis par les récentes recherches
de notre savant ami le docteur Henocque. Grâce à ses pro-
cédés d'examen spectroscopique, il a constaté chez des
jeunes filles chlorotiques et dysménorrhéiques, soignées
par ce procédé, une augmentation très appréciable d'oxy-
hémoglobine, après un traitement même de courte durée.
Aussi, dans une communication, faite l'an dernier à la Société de thérapeutique, nous nous sommes cru autorisés à
avancer que ces résultats devaient être attribués à une assimilation plus complète ; nous invoquions dans ce travail
l'autorité de M. le professeur Bouchard qui, dans son cours
de pathologie générale, enseignait que dans les maladies
par ralentissement de nutrition, il arrive une quantité suffisante d'oxygène aux organes, mais que l'oxygène est im-
puissant à parfaire les assimilations intimes. Outre cette
impuissance fonctionnelle, il existe, dès le début de l'affection, chez le phthisique, une diminution de la capacité
pulmonaire, créée par la lésion anatomique. Dans les maladies par ralentissement de nutrition, comme dans celle qui
nous occupe, quel est l'agent oxydateur, plus actif que l'oxygène, qui peut suppléer à l'insuffisance ou à l'impuissance de
ce gaz et que peut produire dans l'organisme le traitement
par l'huile essentielle de térébenthine, introduite par l'enveloppe cutanée ? C'est l'ozone.

Les progrès de la chimie nous ont enseigné sa puissance ;
M. le Professeur Duclaux considère que, dans l'état de santé, le globule sanguin, qu'il appelle le grenier de l'oxygène, a
la fonction d'exalter l'action de l'oxygène, de façon, dit-il, à
lui donner les propriétés de l'ozone. Ce gaz est instable, difficile à produire, plus difficile encore à administrer ; il ne
peut être utilisé en thérapeutique, qu'à condition de le faire
naître dans l'organisme même où il doit exercer son action.

L'an dernier, nous avons exposé au Congrès de l'Associa-
tion Française pour l'avancement des sciences, nos recherches sur cet objet. Après nous être entourés des précautions
les plus minutieuses, pour écarter toute cause d'erreur, nous
avons obtenu, au moyen des papiers ozonométriques Hou-

zeau et Schönbein, le témoignage de la présence de l'ozone, en quantités fort appréciables, dans nos appareils, soit au cours de nos opérations, soit pendant l'interruption nocturne de nos travaux. Bien qu'ils fussent à l'abri de toute vibration, même celle de la lumière, les papiers Schönbein prenaient la teinte correspondante au numéro 17 de la gamme ozonométrique de Jame de Sedan, dont le point maximum se chiffre par 23.

Nous ne pensons pas cependant, en raison de son instabilité, que les effets observés soient dus à l'absorption du gaz formé pendant les opérations ; nous pensons qu'il se produit dans le système vasculaire, par la transformation de l'oxygène contenu dans le sang. Depuis les travaux de Schönbein, il est démontré que l'agitation de la térébenthine, au contact de l'oxygène de l'air, ozonise le gaz.

Pour expliquer le mécanisme de cette formation, nous invoquons la constance des réactions chimiques. En effet, dans notre traitement, la térébenthine pénètre dans le torrent circulatoire, nous ne nous arrêterons pas à démontrer ce fait ; depuis que nous employons nos appareils à la curation des rhumatismes, bien des médecins ont pu le constater chez les malades qu'ils avaient bien voulu nous confier ; les traces du médicament persistent cinq ou six jours dans les sécrétions expulstrices, après la cessation de tout traitement. Par un effet analogue à celui produit par les onctions de pommades médicamenteuses, suivies d'applications de cataplasmes, comme l'a indiqué M. le professeur Béclard dans son article « Absorption » du *Dictionnaire encyclopédique,* dans nos appareils, l'huile de térébenthine vient recouvrir la surface du corps humain ; elle se présente au contact de la peau, apportée par les vésicules de vapeur, qui entourent le malade de nuages très denses ; elle est en nature, non volatilisée, divisée en particules infinitésimales par la vapeur d'eau sous pression, invisibles jusqu'au moment de la condensation, apparentes à ce moment et se résolvant en une fine irrisation qui couvre tout le corps.

La vapeur d'eau ramollit les éléments cornés de la peau, dissout l'enduit sébacé, qui la rendait imperméable et manifestement l'huile essentielle de térébenthine pénètre dans l'organisme au point de le saturer. Or, cette essence possède les propriétés ozonisantes les plus énergiques dans la classification d'Auguste Schmitt, des huiles essentielles d'après leur pou voir ozonisant ; elle occupe le second rang, après l'essence de peau d'orange. Nous pensons que, pendant son séjour dans le sang, que nous considérons comme démontré par son expul sion dans les sécrétions, l'essence de térébenthine transforme l'oxygène du sang en ozone, ainsi que l'enseigne à la Faculté M. Hanriot, dans le cours de chimie biologique.

Voilà comment s'expliquent ces réparations que nous avons signalées chez des malades, comme celui qui, au moment de commencer son traitement, avait perdu jusqu'à 8 kilogrammes en trois mois et a regagné 1 kilogramme 600 grammes en sept séances. Cependant, chez les phthisiques, le rôle des combustions ne doit pas se borner aux oxydations intra-cellulaires, nécessaires au maintien de la santé ; il faut des actions assez énergiques pour activer les transformations des éléments anatomiques. Ce n'est pas simplement des ressources qu'il faut acquérir pour réparer l'usure normale de la vie, mais des moyens de combat qu'il faut introduire contre la ruine totale de l'organisme.

Les constatations qui précèdent nous ont assurés dans les espérances que nous avions conçues, mais pour mieux les confirmer, nous emprunterons des arguments aux travaux écrits dans ces dernières années sur cette matière. Dans ses leçons, M. le professeur Peter conseille *un soin pieux pour l'estomac*, que nos manœuvres ne troublent en rien ; il recommande de faire *appel par tous les moyens aux appareils nerveux, musculaire* et *cutané : la peau fonctionne mal chez le tuberculeux, et cependant quel organe, quelle importance !* C'est aux effets révulsifs de notre traitement qu'on doit attribuer la disparition presque subite de ces douleurs thoraciques, qui avaient résisté aux moyens thérapeutiques ordinaires ; enfin la peau est surtout pour nous une voie inoffensive de pénétration. L'essence de thérébenthine va *provoquer l'appétit, faciliter la digestion, favoriser surtout l'assimilation*, comme le réclame notre maître, des stations d'altitude.

C'est le même mode de traitement, par les altitudes, qui a reçu de nouveaux et complets développements dans les leçons de M. le professeur Jaccoud : en parlant de la curabilité de la phthisie pulmonaire, il précise avec éloquence la nécessité d'une nutrition suffisante, dit que le but que doit se proposer le traitement prophylactique, *c'est la transformation du ter-*

rain favorable à la végétation tuberculeuse en terrain sté-
rile ou réfractaire; il prescrit des substances hydro-carbo-
nées ; nous ne pensons pas qu'il soit nécessaire de vous rap-
peler que la formule chimique de l'huile essentielle de térébenthine est C^{20} H^{16}, mais, *pour la pénétration de ces mé-*
dicaments, goudron, térébenthine et créosote, le seul obs-
tacle, dit-il, c'est la gastralgie, obstacle que la voie employée par nous, supprime ; enfin, qu'il nous soit permis
d'ajouter que, si Davos et Saint-Moritz resteront le séjour
des convalescents, on pourra traiter les phthisiques dans leur
propre résidence.

C'est le livre de M. le Professeur Germain Sée qui ren-
ferme les arguments les plus puissants ; comme précédem-
ment, nous ne lui empruntons que ce qui se rapporte au traitement. Dans son exposition si encourageante, il établit la
curabilité de la phthisie, par l'emploi d'un traitement antivi-
rulent. Le parasite *médical, dit-il, au lieu de rester sur la*
surface, comme sur une plaie, a pénétré profondément
dans les tissus, dans la muqueuse bronchique, dans le pou-
mon, dans les éléments histologiques. Vous ne l'atteindrez
pas par des fumigations, ni même des injections intra-pul-
monaires, d'ailleurs dangereuses, des substances anti-viru-
lentes; l'ennemi est dans la place et non à l'entrée; il faut le
prendre à revers et pour cela imprégner l'organe malade
par le médicament, sans faire courir de danger à l'orga-
nisme. Il faut que le médicament, s'il ne peut arriver au
bacille, le frappe indirectement dans ses conditions vita-
les, dans ses moyens d'existence, c'est là le secret et l'ex-
plication de certaines actions médicamenteuses utiles, c'est
là la source des actions curatives. Ces lignes pourraient
suffire pour expliquer les résultats que nous avons exposés,
mais dans son chapitre des substances nécrophytiques ozonisantes, il fait un tableau, qu'aucun médecin ne contestera,
du danger que présente l'usage de l'huile essentielle de térébenthine introduite par l'estomac ou par les voies respira-
toires ; de plus, il enregistre ce fait, que nous avons consigné
dans un travail sur les rhumatismes, publié il y a huit ans,
que le poumon est une des trois voies d'expulsion de l'essence de térébenthine, qui a pénétré dans l'organisme. Nous

avons établi son introduction dans l'économie, ainsi se trouve réalisé complètement un des points du projet de combat dont **M.** Sée trace l'éloquent programme ; ainsi *l'organe malade est imprégné et le bacille pris à revers.*

Enfin et pour citer sa conclusion, après avoir constaté l'impuissance dans laquelle on s'est trouvé de faire pénétrer dans le sang l'huile essentielle de térébenthine, il ajoute : *il s'agit seulement de résoudre la difficulté du mode de pénétration des térébenthines dans le sang ; l'huile essentielle ne saurait évidemment être employée ; cependant c'est* celle dont nous nous servons, *on est obligé de recourir aux sèves de sapin qui ne se dissolvent qu'en petites quantités dans l'alcool. Les parasites qui entretiennent la fermentation putride, se détruisent par la térébenthine, qui est, comme on le sait, un des corps les plus chargés d'ozone.*

Ces emprunts que nous venons de faire à des travaux récents, pour appuyer l'interprétation des résultats que nous avons enregistrés, nous encouragent à poursuivre les recherches commencées sur ce mode de traitement.

Clermont (Oise).— Imprimerie Daix frères place Saint-André, 3.